AF402339

# ESSAI

## SUR

# LA PERSPECTIVE

## PRATIQUE,

### PAR LE MOYEN DU CALCUL.

*Par* CL. ROY, *Graveur en Taille douce sur tous Métaux.*

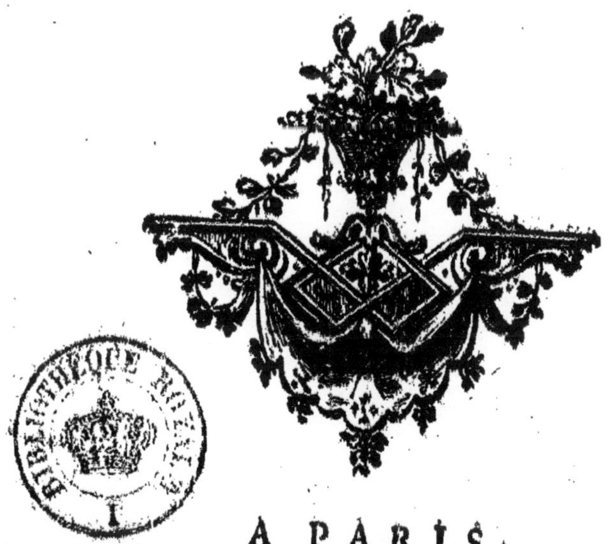

## A PARIS,

Chez CH. ANT. JOMBERT, Imprimeur-Libraire du Roy pour l'Artillerie & le Génie, rue Dauphine, à l'Image Notre-Dame.

### M. DCC. LVI.

*Avec Approbation.*

# AVERTISSEMENT.

*LE but que je me propose dans cet Essai, est de faciliter l'usage des regles de la Perspective de telle sorte que les jeunes gens même qui s'appliquent au Dessein, à l'Architecture & à la Sculpture, puissent les entendre & les pratiquer avec aisance. A cette fin je n'emploie que le Calcul Arithmétique, & ce Calcul est fondé sur les triangles semblables dont les propriétés sont démontrées dans tous les Elémens de Géométrie. En réduisant ce Calcul en formule, j'ai renfermé la pratique de la Perspective dans peu de pages, & je ne crois pas, malgré cette briéveté, avoir rien omis d'essentiel. J'ai encore ajouté ici quelques nouvelles vues sur la Perspective aérienne, sans que ma brochure en soit devenue plus considérable: Ainsi si le succès ne répond point à mon zele & à mes travaux, j'aurai du moins la satisfaction de n'avoir rien négligé pour ne pas fatiguer mes Lecteurs. Et s'il y*

# AVERTISSEMENT.

*a quelque chose d'utile dans cet Essai, on oubliera que mon style n'est point celui d'un Homme de Lettres, mais d'un Artiste passionné pour le progrès des Beaux-Arts.*

Lu & approuvé le 30 Juillet 1756, CLAIRAUT.

Vu l'Approbation ; permis d'imprimer à la charge d'enrégistrement à la Chambre Syndicale, ce 2 Août 1756. BERRYER.

*Regiſtré ſur le Livre de la Communauté des Libraires & Imprimeurs de Paris, Nº 3690, conformément aux Réglemens, & notamment à l'Arrêt du Conſeil du 10 Juillet 1745. A Paris, ce 7 Septembre 1756.*

DIDOT, *Syndic.*

---

# FAUTES A CORRIGER.

Page 21, ligne 2, plantes terreſtres, *liſez* plantes, terraſſes.

*Idem*, ligne 10, primitives, *liſez* ordinaires.

Page 21, ligne 24, qui, *liſez* laquelle.

Page 27, ligne 7, & de l'apparence, *liſez* ou de l'apparence.

Page 30, au bas, 6 lignes 10 douziemes 8 minutes, *effacez* 6 lignes.

Page 34, ligne 18 trapéſoïdes, *liſez* trapéſes.

Page 46, ligne 21, le point de vue à la hauteur, *liſez* le point de vue étant élevé ſelon la hauteur néceſſaire pour découvrir tout le plan, je dis que.

*Idem*, ligne 29, explications, *liſez* applications.

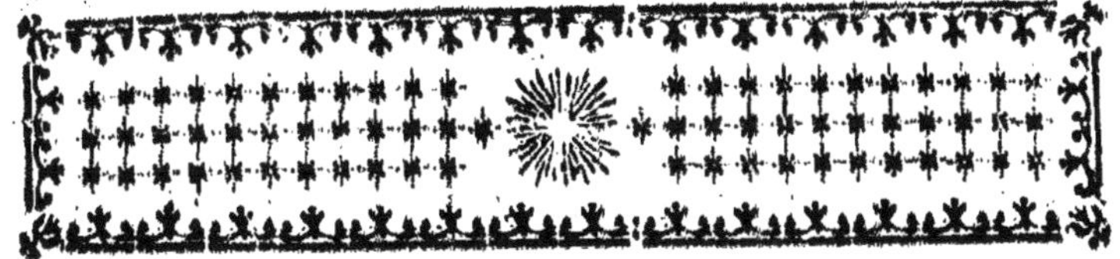

# ESSAI
## SUR
# LA PERSPECTIVE
### PRATIQUE,
#### PAR LE MOYEN DU CALCUL.

## PREMIERE PARTIE.

*Remarques sur les méthodes les plus en usage de mettre les objets en perspective.*

I. L'Art de la Perspective, ou de représenter sur un tableau les objets vus au-delà sur le terrein, ainsi que ce même terrein, consiste en quatre parties.

Par la premiere, on doit trouver exactement entre l'horizon & la base du tableau, l'apparence d'un point quelconque vu au-delà sur le plan ou terrein, à une distance quelconque, en toises, pieds, ou pouces, si cela est nécessaire ; ou, ce qui est le même, l'apparence de la projection d'un point élevé dans l'air à une hauteur quelconque.

A

Delà dépend le moyen de repréſenter réguliérement les plans perſpectifs des plans des objets, & de les ſuivre pour les élévations de ceux-ci, même dans les cas où ces plans perſpectifs ne peuvent être repréſentés ſur le tableau, à cauſe de la proximité de l'horizon vers la baſe, ou des plans perſpectifs vers l'horizon.

Par la ſeconde, on doit trouver l'apparence de la grandeur de l'objet ou ligne, dont le point trouvé par la premiere partie, ſeroit la projection. Delà dépendent les élévations perſpectives des objets, ſelon leurs élévations ſur le terrein, & ſelon leurs plans perſpectifs.

Dans la troiſieme, il s'agit de connoître pour tous les différens plans, quelles ſont les parties des objets, ou les objets mêmes qu'il ne faut plus repréſenter ſur le tableau, à cauſe de leur petiteſſe naturelle, ou de celle que leur procure l'éloignement où ils y doivent paroître repréſentés. Cette connoiſſance empêche d'entrer pour chaque objet dans des détails inutiles & qui ſont oppoſés à l'effet de la Perſpective : car cela ſuppoſe les objets plus grands qu'ils ne doivent être, ou plus proches qu'ils ne doivent paroître.

La quatrieme conſiſte à trouver les différens tons de couleur qui conviennent à l'objet dont le plan ou projection feroit le point trouvé par la premiere de ces quatre parties.

On imite par ce moyen, autant qu'il eft poffible, la couleur & la forme de la furface de l'objet felon fon éloignement quelconque au-delà du tableau : c'eft ce que l'on appelle la *Perspective aérienne.* Sur ces deux dernieres parties, il paroît que les Artiftes n'ont d'autre regle que le goût & la pratique.

Ces quatre parties font tellement liées l'une à l'autre, que fi l'une d'elles manque, la Perspective ne peut être parfaite. Il faut cependant convenir qu'il y a un grand nombre d'excellens tableaux des anciens Peintres qui mériteront toujours les éloges des connoiffeurs, même par leurs effets merveilleux, quoique ces parties y manquent peut-être toutes quatre : mais ils en feroient fans doute encore de plus furprenans fi elles n'y manquoient pas.

La premiere de ces quatre parties détermine les trois autres. En vain auroit-on trouvé l'apparence de la grandeur de l'objet, on ne peut imiter exactement l'apparence de fa furface, fi on ne place fon plan perfpectif où il convient. Par exemple, fi on repréfente un cube dont une des faces foit parallele au tableau, plus le plan perf-

pectif de ce cube est eloigné de la base &
près du centre du tableau ou point de vue,
moins on repréfente de fa face latérale. Au
contraire, plus il est près de la base & éloigné du point de vue, plus on repréfente de
cette face.

Donc fans l'exactitude de cette premiere
partie, on est expofé à repréfenter les fur-
faces des objets trop grandes ou trop petites,
plus ou moins obliquement qu'il ne faut,
felon la fituation de leurs plans & celle du
point d'où ils font vus ; trop en deffus ou
en deffous, felon leurs élévations & celle de
l'œil du fpectateur ; par conféquent à faire
pénétrer les objets les uns dans les autres,
ou à les éloigner les uns des autres plus
qu'ils ne doivent paroître.

De même, fans cette premiere partie, on
ne peut repréfenter ni l'apparence exacte de
la grandeur des ombres au foleil felon une
heure quelconque, ainfi que celle au flambeau ; ni avoir l'apparence de la réflection
des objets dans l'eau ; ni feindre l'apparence
de l'élévation des ordres d'Architecture,
ou autres objets, fur un plafond horizontal, & par conféquent dans une coupole.
Enfin fans elle on ne peut connoître le
point où les objets difparoiffent à caufe de
leur petiteffe fur le tableau, ni pratiquer la
*Pefpective aérienne* géométriquement.

II. Avant que d'entrer en matiere, voici l'explication de quelques termes dont il n'eſt pas ordinaire de faire uſage pour la Perſpective. *Voyez Figure I^{re}.*

*Baſe du plan :* c'eſt une ligne droite *c d*, que quelques Auteurs appellent ligne de terre. C'eſt depuis cette ligne que l'on commence à meſurer les diſtances entre elle & les plans des objets qui doivent être repréſentés ſur le tableau.

*Principale du plan :* c'eſt une ligne *a k*, perpendiculaire ſur la baſe *c d*, & coupée par celle-ci en deux parties au point *b*, dont l'une *b k* eſt infinie, & l'autre *b a*, eſt terminée par le point de diſtance *a* ou point d'aſſiette de l'œil du ſpectateur.

*Diſtance antérieure :* c'eſt la partie *a b* de la principale du plan, compriſe entre ſa baſe *c d* & le point de diſtance *a*, ou le point d'aſſiette de l'œil du ſpectateur : c'eſt auſſi la diſtance de celui-ci au tableau.

*Diſtance poſtérieure :* c'eſt la partie compriſe entre un point quelconque *f* de la principale infinie du plan, & la baſe *c d*.

*Diſtance principale :* elle eſt compoſée de la diſtance antérieure *a b* & de la poſtérieure quelconque *b f*.

*Diſtance horizontale :* c'eſt celle qui eſt égale à une perpendiculaire *g f*, abaiſſéa d'un point quelconque *g* du plan ſur la principale *a k*.

*Distance totale :* elle est égale à une ligne droite *ag*, menée du point d'assiette *a* de l'œil du spectateur à un point quelconque *g* du plan : elle est inutile pour les opérations.

*Base du tableau :* ( voyez le deuxieme tableau : ) c'est son côté *XY* ou bord inférieur. Elle est toujours supposée parallele à la base du plan, & la représenter.

*Principale du tableau :* c'est une perpendiculaire *av* élevée sur la base *XY*, par qui cette derniere est toujours divisée en deux parties égales au point *a*. Elle est l'apparence de la principale *bk* infinie du plan, & se termine au point de vue *v* sur l'horizon *hi* qu'elle divise aussi en deux parties égales au point *v*.

*Toise ordinaire :* elle est composée de six pieds de Roi ; le pied est divisé en 12 pouces, le pouce en 12 lignes, la ligne en 12 points ou douzieme, je divise encore le douzieme en 12′, la premiere en 12″, la seconde en 12‴, &c.

*Toise primitive :* c'est une grandeur quelconque que je divise, comme la toise ordinaire, en six pieds, &c. Elle représente toujours la toise ordinaire & la hauteur d'une premiere figure supposée placée debout sur la base du tableau même dans le cas où il n'y en a point dans la composition du sujet.

*Toise relative :* c'est sur le tableau l'apparence de la toise primitive supposée vue en delà, & élevée perpendiculairement fur le plan. Je la divife en pieds & pouces relatifs; par conféquent elle eft auffi l'apparence de la toife ordinaire.

*Toife folaire*: c'eft la grandeur de l'ombre de la toife ordinaire élevée perpendiculairement au foleil fur un plan horizontal, & mefurée à une heure quelconque.

*Formule*: c'eft une efpece de fraction dont le numérateur marque la diftance antérieure, le dénominateur marque la diftance principale, l'une & l'autre en toife, en pieds ou en pouces, felon la longueur exacte de la diftance poftérieure.

III. Parmi les diverfes méthodes enfeignées pour pratiquer la Perfpective, on peut remarquer, même dans les meilleures, que la premiere partie eft très-bornée.

On y explique de plufieurs manieres, comment l'on peut trouver fur le tableau, entre l'horizon & la bafe, l'apparence d'un point du plan par le moyen de la fection de deux lignes droites appuyées fur la bafe du tableau ou fur fon prolongement, & dont l'une a fa direction au point de vue, & l'autre au point de diftance fur l'horizon ou fur fon prolongement, & comment l'on peut faire la même chofe par le moyen des échelles de Perfpective, dont l'on donne différentes conftructions. Ces méthodes font très-bonnes dans leur théorie ; mais elles deviennent bientôt impraticables & inutiles aux Artistes.

Premiérement elles exigent que la base du tableau & celle du plan soient de même grandeur ; sujétion incommode, à laquelle il est impossible de se conformer, parce qu'elle assujettit les plans à des grandeurs infinies, & oblige de prolonger de même la base du tableau pour avoir les points où ces deux lignes doivent être appuyées. On donne en même temps un moyen pour lever cette difficulté : mais il ne subsiste pas long-tems. Il consiste à rapprocher le point de distance vers le point de vue, de la moitié, du tiers, du quart, &c. & à faire la même chose à l'égard du prolongement de la base du tableau.

Ce moyen est bien imaginé : mais comment s'en servir si l'objet est seulement placé à trente ou quarante toises, enfin à une distance quelconque de la base du plan ? L'impossibilité de pouvoir toujours diviser ainsi, selon le besoin, la partie de l'horizon comprise entre le point de vue & celui de distance, & outre cela, la nécessité de prolonger encore la base du tableau, me paroissent déja deux grands obstacles pour la pratique, lesquels même ne peuvent être détruits en faisant un modele en petit pour le passer en grand.

IV. Préſentement je ſuppoſe que la pratique de ces méthodes ſoit toujours poſſible, quelle confuſion ne produiſent-elles pas même ſur les plus grands tableaux, ſi on conſidere que chaque point abſolument néceſſaire pour avoir le plan perſpectif, ne peut être trouvé ſans la ſection de deux lignes droites ! Par exemple, ſi on repréſente un pentagone irrégulier, il faut tracer 9 ou 10 lignes droites pour avoir les cinq angles de ſon plan perſpectif. Combien de plan compoſés de lignes droites, courbes ou mixtes, en exigent beaucoup plus, ſans compter celles qu'il faut tracer pour avoir l'apparence des élévations des objets à qui les plans perſpectifs appartiennent, & celles qui forment les contours de leurs ſurfaces.

La multiplicité de ces lignes produiſant ſouvent beaucoup de confuſion & de mal-propreté ſur le tableau ou ſur le papier, on conſeille de faire un brouillon de même grandeur que le tableau, d'y tracer une échelle de Perſpective dont on enſeigne la conſtruction ; enſuite de former un plan dont la ligne de terre ou baſe ſoit égale à celle du brouillon ; de diviſer tout ce plan en quarrés égaux, chacun à une des parties égales de la baſe du brouillon : enfin on avertit de ſe ſervir de la ſection des deux lignes droites dont j'ai parlé ( Art III , ) ſi l'on est bien aise, dit-on, de travailler avec toute la justesse possible proche de la base du tableau. Cela étant ces échelles ne sont donc pas suffisantes pour pratiquer la Perspective réguliérement : d'ailleurs l'usage du brouillon double l'ouvrage ; car il faut transporter le tout sur le tableau à l'aide du compas : mais l'Artiste est obligé d'abandonner aussi les échelles de Perspective, en voici la raison.

V. Je suppose que l'on ait un tableau de douze pieds quarrés ; que l'horizon soit à neuf pieds de la base ; que le point de vue le divise en deux parties égales, & que la distance antérieure soit deux toises ordinaires. *Voyez le deuxieme tableau.*

Si par chaque extrêmité $XY$ de la base on mene une ligne droite $Xv$, & $Yv$, au point de vue $v$ on aura un triangle isofcelle, $XvY$, qui sera l'apparence d'un parallelogramme de deux toises de largeur, supposé tracé sur le plan, & infini du côté opposé au point d'assiette de l'œil du Spectateur. Je suppose encore que ce parallélogramme soit divisé en quarrés égaux d'une toise.

Si par les méthodes ordinaires l'on forme une échelle de Perspective dans ce triangle $XvY$, on aura premiérement pour l'apparence des deux premiers quarrés du parallélogramme, deux *trapésoïdes* $XSda$ & $adTY$, semblables & opposés, dont le plus grand côté *X a* aura six pieds, & le plus petit *ad* qui leur est commun, aura trois pieds.

Il est évident que si on divise ces deux *trapésoïdes* en pieds perspectifs, on aura soixante & douze *trapésoïdes* bien distingués. Il n'en seroit pas de même si on vouloit avoir des *trapésoïdes* qui représentassent des pouces. Cependant cela peut être absolument nécessaire dans une infinité de cas, particuliérement sur le devant du tableau, pour avoir l'apparence exacte des plans, & celle de la grandeur des objets ou lignes élevées à qui ces plans appartiennent. Mais je suppose encore que cela soit possible.

VI. Présentement si on veut avoir l'apparence des deux quarrés placés à 15 toises de la base du plan exclusivement, on aura deux *trapésoïdes* semblables & opposés, dont le plus grand côté sera placé à 7 pieds 11 pouces 3 lignes 6 douziemes de lignes de la base du tableau, & aura 8 pouces 5 lignes 7 douziemes : le plus petit qui leur est commun, aura 8 lignes 5 douziemes. Il est clair que ces deux *trapésoïdes* étant divisés chacun en 36 *trapésoïdes*, il y aura de la confusion, plus encore si on continue d'en tracer vers les côtés du tableau. Un second exemple achevera d'en convaincre.

VII. Je suppose que sur le plan soit tracé

un cercle dont le centre soit sur la Principale à 20 toises 3 pieds de la base, & dont le
diametre soit 11 toises, je dis que le centre
aura son apparence sur la principale du tableau, à 8 pieds 2 pouces 4 lignes 9 douziemes de la base, & que le diametre parallele
à la base, sera représenté par une ligne de 5
pieds 10 pouces 4 lignes 9 douziemes, & le
diametre parallele à la principale, sera représenté par une ligne de 4 pouces 11 lignes
11 douziemes : sçavoir, 3 pouces 1 ligne 3
douziemes pour l'apparence du rayon vers la
base, & 1 pouce 10 lignes 8 douziemes pour
l'apparence du rayon opposé.

Il y a plus : Si à ce cercle on imagine deux
tangentes formant un angle dont le sommet
soit dans l'œil du Spectateur, la corde de
l'arc compris entr'elles, étant placée à 19
toises 2 pieds de la base du plan, elle sera représentée sur le tableau par une parallele à la
base, placée à 8 pieds 1 pouce 10 lignes 6
douziemes de cette derniere, & si cette corde est égale à 10 toises 3 pieds 6 pouces sur
le plan, cette parallele aura 5 pieds 11 pouces 5 lignes 3 douziemes : donc l'apparence
du diametre qui lui est parallele sera infé-
rieure de 12 lignes 6 douziemes.

Quelle confusion sur le tableau si on cher-
choit l'apparence de ce cercle par les méthodes ordinaires ! Quelle irrégularité dans

sa forme ! Qui pourroit faire partie de l'apparence du plan d'une colonnade compofée de grandes arcades, & dont la vue de la furface extérieure & intérieure dépendroit en partie de l'éxactitude de ce cercle perfpectif ? Que de défauts dans l'apparence de fes rayons quelconques, qui peuvent être confidérés comme les projections d'autant de lignes droites élevées dans l'air, & qui leur feroient paralleles, ou d'autant de lignes obliques de grandeurs quelconques, ou même de lignes courbes & mixtes élevées de même !

Mais fi l'on confidere que j'ai fuppofé une grande hauteur pour l'horizon & une médiocre diftance entre l'objet & le tableau, on comprendra aifément combien la confufion augmenteroit fi l'horizon étoit placé à un ou deux pieds de la bafe, ou fi le tableau ou deffein n'avoit que 2 ou 3 pouces de grandeur, & que l'objet fût placé à une diftance quelconque de la bafe du plan.

Cependant je fuis perfuadé que les Artiftes ne fe difpenfent point de fuivre quelque regles de Perfpective dans ces cas, quoiqu'il leur foit impoffible d'en continuer la pratique par ces méthodes.

Malgré leur peu d'utilité, voici encore la conftruction d'une échelle de Perfpective que j'ai imaginé, & dont la fingularité & les propriétés la diftinguent de toutes les autres. *Voyez le deuxieme tableau.*

VIII. L'horizon étant placé à une hauteur quelconque sur un tableau de grandeur quelconque, je divise la principale $av$ en deux parties égales au point $b$ : ensuite je divise encore la partie $bv$ en deux parties égales au point $C$. Je continue de diviser toujours de même la partie la plus près du point de vue $v$, tant que cela est possible, par chaque point $b$ & $c$, &c. Je trace une parallele à la base. Par ce moyen, j'ai la principale $av$ divisée en progression géométrique décroissante, dont tous les termes font ensemble l'apparence d'une progression géométrique, double, croissante sur la principale du plan ou terrein, & dont le premier terme est toujours égal à la distance antérieure.

Remarquez que les deux tiers $ad$ ou $be$, &c. de chaque terme sur le tableau, déterminent l'apparence exacte de la moitié du terme correspondant du plan ou terrein.

Enfin je détermine le point de distance $f$ en faisant toujours $fv$ égale à la base quelconque $XY$ du triangle isofcelle $XvY$. Après quoi je divise la ligne $fv$, en progression décroissante, comme j'ai fait $av$. Cela me donne plusieurs points de distance convenable pour diviser chaque terme en toises, pieds & pouces perspectifs, s'il est nécessaire & possible. Par exemple, je divise la base quelconque *XY* en parties égales, dont le nombre est marqué par la distance antérieure quelconque. Ici je la suppose 2 toises : donc je divise *XY* en deux parties égales au point *a*, & par ce point je mene *fa* qui me donne la section *S* sur *Xv*. Par ce point *S* je trace *ST* parallele à *XY* : alors ayant supposé que la distance antérieure est 2 toises : si *Xa* égale une toise primitive, *adSX* est l'apparence d'une toise quarrée du plan.

Pour avoir l'apparence des pieds, je divise *Xa* en 6 parties égales, & par chaque point je mene des lignes *f*1, *f*2, *f*3, &c. Par leur section sur *XS* je trace des paralleles à la base *XY*, comme la figure l'indique.

Pour éviter le prolongement *hf* de l'horizon hors du tableau, je double les parties égales de *Xa* j'en prends la moitié, & je me sers du point *h* : par ce moyen les sections sur *XS* sont toujours les mêmes.

Pour avoir le second terme divisé en toises, je divise *gb*2, comme il est marqué par la valeur du terme ; & par le nouveau point de distance *h*, je mene des lignes à chaque point de division. La figure fait assez connoître le reste de l'opération pour ce terme & pour tous les autres.

A l'égard des lignes qui en se dirigeant au point de vue, coupent les paralleles en apparence de la toise ou de ses parties, comme sont 1 *v*, 2 *v*, 3 *v*, &c. je les détermine sur la base quelconque $XY$ avec la toise primitive ou ses parties, selon le besoin & la grandeur de la base.

Remarquez que l'horizon étant représenté sur le tableau, si on connoît la distance antérieure, on peut facilement juger, même au seul aspect, dans quel terme un objet quelconque est représenté, & quelle est la somme des termes qui précedent.

Cette échelle est très-utile pour la dégradation des couleurs & peut servir pour régler les épaisseurs des bas reliefs. A cet égard, il faut marquer à l'extrêmité d'une regle de bois, (*figure 4*) l'épaisseur totale $AB$ du bloc de marbre ou de bois, &c. que je suppose être $AB$, (*figure 5*); ensuite fixer l'épaisseur que l'on veut laisser pour le fonds $B$ de l'ouvrage, & diviser le reste en progression décroissante, comme je viens de l'expliquer. On peut diviser de même l'épaisseur $AB$ du bloc. Pour ce qui regarde l'usage, il suffit de dire que la regle de bois, ainsi divisée, est une espece de jauge.

IX. La maniere de chercher les plans perspectifs, & l'apparence de la grandeur des objets par la section des lignes, ou par le moyen des échelles, ne pouvant être considérée

dérée comme univerſelle, on ne doit eſpé-
rer une telle méthode que par le moyen
des nombres. Il eſt vrai que les opérations
du calcul prennent plus de temps que celles
des lignes, mais on en eſt bien dédommagé
par l'agrément de trouver toujours la vérité, & de n'être jamais borné par aucuns
obſtacles tant que les grandeurs des objets
permettent de les repréſenter ſur le tableau.
D'ailleurs on a auſſi l'avantage de trouver
dans une infinité de cas, les apparences des
diſtances poſtérieures & des élévations quelconques, ſans qu'il ſoit néceſſaire de les
avoir ſur les plans. J'oſe même dire que
quand les objets n'exiſtent pas ſur le terrein, la perſpective peut-être parfaite, parce qu'alors les diſtances poſtérieures, ainſi
que les dimenſions des plans, celles des
élévations, & les diſtances horizontales,
dépendantes abſolument de l'Artiſte, peuvent lui être connues exactement en toiſes, pieds & pouces, &c; ce qui ne ſe
peut lorſque les objets exiſtent ſur le terrein : car les plans peuvent être fautifs, ou
l'on peut faire des erreurs ſoi-même en me-
ſurant avec l'échelle. Au reſte, à cauſe des
élévations il faut abſolument connoître le
niveau du terrein. Cela eſt très-important
& augmente les peines : au lieu que dans
le premier cas, le tout dépend de l'Artiſte,
& n'en procure aucunes.                    B

X. Il est étonnant qu'il ne se trouve nulle application du calcul dans les Traités de Perspective donnés au Public depuis quelques années, & qu'il faille recourir à celui du Pere Tacquet, imprimé en 1618, ou du Pere Lamy en 1701. Je laisse aux Artistes à examiner si ce que ces Auteurs en ont écrit leur est suffisant pour pratiquer la Perspective par les nombres, & à pénétrer pourquoi le Pere Lamy, célebre Géometre, n'a pu comprendre par le Pere Taquet, ni par lui-même, les véritables regles de la Perspective. Car dans son Traité sur cette science, page 102, selon lui, il est difficile de déterminer au juste le point d'où un tableau doit être vu. Cela n'est pas possible, dit-il page 114, lorsque les tableaux sont petits, & que les figures n'y sont pas de grandeurs naturelles. D'où il conclut pag. 116, que la Perspective n'est pas observée dans les petits tableaux; & pag. 118, qu'un petit tableau n'est que l'imitation de l'imitation. Je ne me permets pas non plus d'approfondir pourquoi ces observations ont été négligées par un Auteur célebre qui l'attaque par d'autres endroits moins intéressans, ni de rechercher qu'elle est la raison du silence des nouveaux traités sur l'application du calcul à la Perspective. Je vais seulement expliquer en passant, ma maniere de l'entendre par l'analogie, en commençant par où l'Artiste doit commencer.

XI. Pour trouver l'apparence de la diftance totale d'un point quelconque *i* du plan, (*figure premiere*), je crois qu'il faut confidérer ce point comme placé fur une parallele à la bafe *c d*, & par conféquent fon apparence fera aufli placée fur une parallele à la bafe du tableau. Donc il faut premiérement chercher l'apparence de la parallele *h i* du plan, c'eft-à-dire, celle de fa diftance poftérieure *b h*.

Pour cela, je mefure en toifes, pieds & pouces, fi cela eft néceffaire, felon l'échelle du plan, la diftance poftérieure de la parallele dont il s'agit, & l'ajoutant à la diftance antérieure, j'ai la diftance principale pour le *premier terme* de l'analogie. Enfuite je mefure la principale du tableau felon la toife ordinaire & j'en forme le *fecond terme*: enfin j'écris la diftance antérieure pour le troifieme terme. J'obferve que cette derniere foit toujours marquée par un nombre de toifes entieres, fouvent réduites en pieds ou en pouces, felon le befoin : on en verra la raifon aux Art. **XIX** & **XX.**

Ayant donc pofé ces trois termes, & le quatrieme étant trouvé, je le fouftrais du fecond. Je prends le refte fur une regle de bois ou de laiton, divifée exactement en

pieds, & pouces, &c. Je porte cette mesure
sur la principale du tableau de la base vers
le point de vue, & j'ai précisément le point
par où doit passer l'apparence de la parallele
dont il s'agit.

Par exemple, je suppose que le tableau
ait 5 pieds de hauteur ; que le point de vue
soit à 3 pieds 4 pouces de la base, & que
la distance antérieure soit une toise.

Pour trouver l'apparence d'une parallele
placée sur le plan à 16 toises de la base, je
forme cette analogie.

$$\text{toises,}\quad \text{pieds,}\quad \text{pouces,}\qquad \text{toise,}\qquad \overset{\text{pieds, pouces}}{\dfrac{3\qquad 4\qquad \times 1}{17}}.$$
$$17\ :\ 3\qquad 4\qquad ::\ 1$$

L'opération faite, j'ai pour le quatrieme terme 2 pouces 4 lignes 2 douziemes 9 premieres, qui étant soustrait de 3 pieds 4 pouces,
le reste 3 pieds 1 pouce 7 lignes 9 douziemes
3 premieres, est la quantité que je cherche,
& par conséquent l'apparence exacte des
16 toises de distances postérieures dont il
s'agit. Notez qu'en prenant 2 pouces 4
lignes 2 douziemes sur la regle de laiton,
& portant cette quantité sur la principale du point de vue vers la base, on auroit
encore la même apparence. Voilà pour la
premiere partie de la Perspective, & voici
pour la seconde.

XII. Tout ce qui entre dans la composition

d'un sujet, soit architecture, animaux, arbres, plantes terrestres, rochers, monta-gnes, &c, doit toujours être proportionné aux figures. Donc il convient de supposer toujours une premiere figure placée de bout sur la base du tableau, même dans le cas où il n'y en auroit point dans la composition. Or on peut aussi toujours supposer que cette premiere figure représente un homme de 6 pieds de hauteur, & qu'elle est elle-même représentée par la toise primitive.

Je suppose que cette figure ait 4 pieds de hauteur sur le tableau que j'ai proposé ci-devant, la toise primitive aura quatre pieds.

Présentement, si j'ai un objet ou 1 ligne de 5 toises d'élévation, placée perpendicu-lairement sur une parallele à la base du plan & à 16 toises de celle-ci, réduisant les trois termes en toises primitives, j'aurai cette analogie : 17 toises ordinaires sont à cinq toises d'élévation, comme la distance antérieure quelconque ( 1 toise ) est aux $\frac{1}{17}$ d'elle-même, qu'il faut ensuite passer en toise primitive. Autrement 17 toises ordi-naires sont à cinq toises ordinaires comme 4 pieds, distance antérieure en toise primi-tive, sont à $\frac{5}{17}$ de cette distance, c'est-à-dire, à 1 pied 2 pouces 1 ligne 4 douzie-mes 11 premieres. L'opération faite, j'aurai

1 pied 2 pouces 1 ligne 4 douziemes 11 premieres, pour l'apparence de l'objet ou de la
ligne dont il s'agit. Reste à placer cette ligne
perpendiculairement sur la parallele du tableau, selon sa distance horizontale sur la
parallele du plan. Dans ce cas il faut faire
une nouvelle analogie dont le premier terme est la grandeur selon l'échelle de la ligne
élevée sur le plan. Le second est la grandeur
trouvée pour son apparence sur le tableau.
Le troisieme est la distance horizontale selon
l'échelle du plan. Le quatrieme donne l'apparence de cette distance sur la parallele du
tableau. Notez qu'il faut faire une nouvelle
analogie pour l'apparence de chaque diffé-
rente grandeur d'objet & de distances horizontales.

Cette maniere d'opérer donne les apparences exactes; mais elle me paroît un peu
abstraite & embarrassante pour les Eleves
qui commencent leurs études de Dessein.
D'ailleurs elle ne peut servir pour connoître
les points où les objets disparoissent; en
quoi consiste la troisieme partie de la Perspective, & elle est inutile pour la pratique de
la quatrieme.

XIII. On peut comparer ce qui vient d'ê-
tre expliqué sur l'application de l'analogie à
la Perspective, & ce que je vais proposer ci-
après, avec les 17 & 18<sup>se</sup> propositions du Pere

Tacquet, page 171, & avec ce que dit le Pere Lamy, page 126, enfuite préférer le plus inftructif.

Avant que d'avoir aucune connoiffance de l'analogie & de l'application des triangles femblables à la Perfpective, j'avois imaginé l'échelle de dégradation dont j'ai donné la conftruction ci-devant. Cette échelle fut l'origine d'une nouvelle méthode que je trouvai dans le même temps pour pratiquer les quatre parties de la Perfpective par le moyen des nombres, & qui heureufement s'eft trouvée fondée fur ces triangles: en voici l'explication.

---

# DEUXIEME PARTIE.

*Nouvelle Méthode pour pratiquer la Perfpective par le calcul.*

XIV. DE quelque grandeur que foit le tableau ou deffein depuis un pouce quarré jufqu'à une grandeur quelconque, à quelque hauteur que l'horizon foit placé, quelque foit le fujet que le tableau repréfente, on peut toujours fuivre réguliérement les regles de la Perfpective même fans craindre les chofes défagréables dont M. de Piles se plaint dans ses Remarques sur la Peinture, page 154 & 156. Mais j'observe ceci :

1°. Que le point de vue divise toujours l'horizon en deux parties égales, quoiqu'il soit en usage de le placer indifféremment vers l'une ou l'autre de ses extrêmités, & même quelquefois hors du tableau, sous prétexte de l'avantage du sujet. Ma raison est que le Spectateur devant se mettre vis-à-vis le point de vue pour voir le tableau, comme il convient, & le point de vue étant sur le côté, cela oblige le Spectateur à se placer de même, sans quoi il voit tous les objets sous un faux aspect.

2°. Pour abréger le calcul, je proportionne la toise primitive avec la grandeur de la principale du tableau, ensorte qu'elles soient ou égales ou aliquotes l'une de l'autre : alors j'opere sur celle qui contient, & je prends dans le résultat celle qui est contenue selon sa maniere de l'être, l'Artiste étant l'arbitre de ces deux grandeurs : cette opération est toujours possible.

3°. Que la distance antérieure ne soit jamais moins que les deux tiers du double de la grandeur en toise primitive d'une ligne droite menée du point de vue à l'angle du tableau qui en est le plus éloigné. Par exemple, si cette ligne droite est égale à 2 toises 4 pieds 2 pouces primitifs, la double sera 5 toises 2 pieds 4 pouces primitifs, dont les deux tiers seront 3 toises 3 pieds 6 pouces 8 lignes primitifs. Alors il faut prendre 4 toises pour la distance antérieure ; car il vaut mieux avoir plus que moins. Par ce moyen, tout le tableau est vu sous un angle aigu. Il faut éviter non seulement l'angle obtus, mais même l'angle droit, pour ne rien avoir de désagréable sur le devant du tableau.

XV. Cela posé pour plus de commodité & pour conserver toutes les dimensions du plan, qui me sont nécessaires pour le tableau, ainsi que celles que je trouve pour leurs apparences sur celui-ci, je fais un mémoire à la tête duquel j'écris, 1°. la valeur de la principale du tableau, réduite en pieds, en pouces, en lignes, en douziemes de ligne, & pour plus d'exactitude je subdivise encore le douzieme de ligne en douze parties que j'appelle premieres, la premiere en douze parties que j'appelle secondes, &c ; 2°. la grandeur de la toise primitive réduite de même ; 3°. le nombre qui marque la distance antérieure en toise entiere que je réduis aussi en pieds & en pouces seulement, pour l'usage que j'en ferai Article XX, & ensuite je divise le reste de la page en deux colonnes : la premiere est destinée pour les dimensions ou mesure prises sur le plan, c'est-à-dire, pour écrire les distances postérieures, les distances horizontales, les élévations des objets, & la formule ; la seconde, pour écrire les apparences des distances postérieures & horizontales, ainsi que celles des élévations des objets, & la valeur de la toise, pied & pouce relatifs. Voyez ci-après le modele de ce mémoire, Art. XXIII.

XVI. Présentement pour trouver l'apparence de la distance postérieure quelconque, j'écris la formule exprimée en toises si la distance postérieure est en toises : je réduis cette formule en pieds si la distance postérieure est en toises & pieds, & enfin je la réduis en pouces si cette distance est en toises, pieds & pouces.

Ensuite je commence par diviser la valeur de la principale par le dénominateur de la formule ; ce qui reste, je le réduis en petites parties, même en premieres, secondes, & troisiemes, &c, pour rendre l'approximation plus exacte. Ensuite je multiplie le quotient par le numérateur, & ayant pris le produit sur la regle de laiton, je le porte du point de vue *v* ( deuxieme tableau ) sur la principale en descendant vers *a*, & j'ai le point par où doit passer la parallele dont il s'agit. J'écris la quantité trouvée sur le mémoire.

XVII. Pour avoir l'apparence de la grandeur de l'objet & celle de sa distance horizontale, je cherche la grandeur apparente de la toise parallele ou perpendiculaire sur la parallele dont il s'agit, & ayant son plan contenu dans celle-ci.

Pour cela je divise la toise primitive avec la même formule. Du résultat & de l'apparence que j'ai trouvée, c'est-à-dire, de la *toise relative*, j'en prends le sixieme pour avoir le *pied relatif*, & le douzieme de celui-ci pour avoir le pouce relatif : j'écris le tout comme on le peut voir par le modele, Art. XXIII.

Cela fait, il est évident qu'ayant mesuré exactement la distance horizontale selon l'échelle du plan, & l'ayant trouvée en toises, pieds & pouces, j'en trouve de même l'apparence sur la parallele du tableau en toises, pieds & pouces relatifs : de même connoissant la hauteur de l'objet selon la même échelle, j'en ai aussi l'apparence de la même maniere, & ainsi de tous les objets qui ont leurs plans ou projections sur cette même parallele.

XVIII. A l'égard des lignes obliques quelconques du plan, qui peuvent aussi être considérées comme les plans ou projections d'autres lignes droites qui leur sont paralleles, ou de lignes obliques de grandeurs quelconques élevées dans l'air, il est évident qu'il suffit d'avoir trouvé l'apparence des deux points des extrémités de la projection pour avoir l'apparence de la projection, & de même de connoître la hauteur des extrêmités des lignes élevées au deſſus du plan, pour avoir leur apparence exacte ſur le tableau par le moyen de la toiſe relative & de ſes parties. Comme l'apparence du cercle & de toutes autres courbes & mixtes, rentre dans ce même cas, cela ne demande pas d'autres explications.

XIX. Voici une abréviation de calcul pour les cas où les diſtances poſtérieures ſont en toiſes & pieds, ou en toiſes, pieds & pouces.

Lorſque les diſtances poſtérieures ſont en toiſes & pieds, & que la diſtance antérieure eſt en toiſe pair, je réduis la diſtance principale en pieds, & je me ſers du numérateur réduit de même pour la formule ſeulement : car il me devient inutile, comme on va le voir. Par exemple, ayant diviſé le dividende au lieu de multiplier le quotient par le numérateur réduit en pieds, je le paſſe ſimplement en premieres parties immédiates plus hautes : ainſi le quotient étant 10 pouces 4 lignes 3 douziemes, &c, j'écris 10 pieds, 4 pouces, 3 lignes, &c, enſuite je multiplie cette quantité par la moitié du numérateur non réduit : le produit eſt la quantité que je cherche.

XX. De même lorſque les diſtances poſtérieures ſont en toiſes, pieds & pouces, &

la distance antérieure en toise pair, je réduis la distance principale en pouces, & me
sers du numérateur réduit de même pour la
formule seulement. Donc ayant divisé le
dividende, si j'ai, par exemple, 10 lignes
4 douziemes 3 premieres au quotient, je
le passe en secondes parties immédiates plus
hautes, & j'écris 10 pieds 4 pouces 3 lignes;
enfin je multiplie cette quantité par la moitié du numérateur non réduit : le produit
est la quantité cherchée.

XXI. Dans le cas où la distance antérieure est un nombre de toises non pair,
après avoir passé le quotient en parties plus
hautes, je le multiplie par la moitié la plus
basse du numérateur non réduit, & j'a-
joute au produit la moitié du quotient : la
somme est la quantité cherchée.

XXII. Lorsque la distance antérieure est
une toise, après avoir passé le quotient en
partie plus haute, j'en prends la moitié pour
la quantité cherchée.

## XXIII.

### Modele du Mémoire perspectif.

| | pd. | pou. | pou. | lign. | douz. | prem. |
|---|---|---|---|---|---|---|
| Hauteur de la principale. | 3 | 4 ou 40 | ou 480 | ou 5760 | ou 69120 | |
| Toise primitive. | | 4 | ou 48 | ou 576 | ou 6911 | ou 82944 |
| Distance antérieure. 1 toise. ou 6 | ou 72 | | | | | |

| | pd. | p. | lig. |
|---|---|---|---|
| Toise primitive. | 4 | 0 | 0 |
| Pied. | 0 | 8 | 0 |
| Pouce | 0 | 0 | 8 |

|  *Plan.*  |  *Tableau.*  |
|---|---|
| Diſtance poſtérieure. 16 t. o pd. o p. | o pd. 2 p. 4 lig. 2 d. 9 pr. |

| Formule $\frac{1}{17}$ | toiſe relative. | o pd. | 2 p. | 9 lig. | 10 d. | 7 pr. | |
|---|---|---|---|---|---|---|---|
| | Pied. | o | 0 | 5 | 7 | 9 | 2" |
| | Pouce. | o | 0 | 0 | 5 | 7 | 9" 2"' |

|  *Plan.*  |  *Tableau.*  |
|---|---|
| Diſtance horizontale, 3 t. 4 p. 5 p. | o 10 6 5 0' 5" 10"' |
| Élévation de l'objet 5 0 0 | 1 2 1 4 11 0 0 |
| &c. | &c. |

Je mets ordinairement des lettres ou des nombres à tous les points du plan dont je cherche les apparences, & j'écris les pareilles caractères dans la premiere colonne du mémoire pour ſervir de renvoi.

## XXIV.

### *Mémoire perſpectif du premier Tableau.*

P, ou Principale,     18 l. ou 216 douz. ou 2592°
T. P. ou Toiſe Primitive, 6 l. ou     72    ou 864
D. A. ou Diſt. ant. 4 toiſ. ou 24 p. ou 288 pou.

| | | | |
|---|---|---|---|
| Toiſe primitive, | 6 l. | 0 | 0 |
| Pied, | 1 | 0 | 0 |
| Pouce, | 0 | 1 | 0 |

|  *Plan.*  | | |  *Tableau.*  | |
|---|---|---|---|---|
| b. ou Diſt. poſt. | 5 toiſes o pd. o p. | | 8 lig. o douz. | 0' 0' |

| Formule $\frac{4}{9}$ | Toiſe relative, | | 2 lig. 8 douz. | 0' 0" |
|---|---|---|---|---|
| | Pied, | | 0 5 | 4 0 |
| | Pouce, | | 0 0 | 5 4 |

| | | | | | |
|---|---|---|---|---|---|
| b, Curtius ou diſtance horizontale, | . o toiſe, | 2 pd. o p. | 6 l. 10 douz | 8' |
| Hauteur de la croupe du cheval, | 0 | 4 6 | 2 0 | 0 |
| Hauteur de la moitié de la figure, | 0 | 2 0 | 1 4 | 2 |
| &c. | | | &c. | |

**XXV.** Depuis que j'ai connu l'analogie, je m'en suis servi quelquefois pour des grandeurs totales, & pour des distances horizontales qui sont considérables. Ainsi il y a une infinité de cas où les deux méthodes peuvent être nécessaires. C'est à l'Artiste à les employer à propos pour sa commodité : il sera toujours également satisfait pour les deux premieres parties de la Perspective.

**XXVI.** A l'égard de la troisieme Partie, l'Artiste en a besoin pour connoître partout où il travaille sur le tableau ; si par exemple, le nez, la bouche, les yeux d'une tête n'y peuvent plus être représentés, ainsi que les ornemens qui se rencontrent quelquefois sur les draperies & la figure elle-même.

Il en est de même des différens membres & ornemens de l'Architecture, des différens objets qui se trouvent quelquefois dans le fond d'un portrait, dans un sujet d'Histoire, dans la représentation d'un siege, d'une bataille, d'un naufrage, d'un paysage, &c. où les détails sont considérables, occupent beaucoup de temps, & souvent sont contraires à l'effet & aux proportions que l'on doit reconnoître dans toute la composition du sujet.

**XXVII.** Par la méthode que je viens de proposer, cette connoissance ne coûte aucune peine à l'Artiste : car dès que l'on a trouvé la grandeur de la toise relative ayant celle du pied & du pouce, il est facile de juger si un objet d'un pouce quarré peut être représenté & détaillé, comme, si on doit former un œil, ou le représenter par une petite masse. Ceci est trop clair pour en parler davantage.

XXVIII. Pour ce qui regarde la grandeur des ombres tant au soleil qu'au flambeau, on peut voir les méthodes de M. l'Abbé Deidier & de M. le Clerc, imprimées chez Jombert. Je dirai par supplément que l'on peut facilement représenter le côté & la grandeur des ombres au soleil selon une heure quelconque, & la situation des lieux, à l'égard du méridien, lorsqu'ils existent sur le terrein, sans être absolument borné à supposer toujours le soleil à 45 dégrés, pour avoir sur le Plan la grandeur des ombres égales à la hauteur des objets ombreux.

Pour cela il faut orienter le Plan par le moyen de la boussole, comme on le peut voir sur le Plan ci-joint, & ayant choisi l'heure à laquelle on veut éclairer le sujet, il faut prolonger indéfiniment de part & d'autre le rayon qui passe par cette heure, comme j'ai fait *L M :* alors tous les objets élevés sur ce Plan, auront les directions de leurs ombres parallèles à *L M.*

Après cela, il faut prendre une toise ordinaire,

dinaire, la placer perpendiculairement sur un plan horizontal, ensorte qu'elle soit exposée au soleil à la même heure que l'on a choisie; ensuite il faut mesurer son ombre sur ce Plan & la faire rapporter à l'échelle du Plan du sujet. Par exemple, si l'ombre égale 3 pieds ordinaires, & que l'échelle du Plan soit de deux pouces pour toise, il est évident que l'ombre de la toise, selon cette échelle, aura un pouce sur le Plan du sujet, c'est ce que j'appelle toise solaire. Donc, dans ce cas, on peut construire une échelle solaire pour former les plans des ombres, en lui donnant un pouce pour toise; alors si on a un objet de 4 toises d'élévation, son ombre aura 4 pouces de grandeur sur le plan. Présentement il est facile d'en trouver l'apparence sur le tableau, & de faire de même pour toutes les autres ombres.

XXIX. L'apparence de la surface verticale d'un objet étant représentée sur le tableau, c'est la même chose pour l'imitation de la réflection de cette surface dans l'eau, excepté que celle-ci est renversée; donc la première étant représentée exactement selon son Plan perspectif & selon son élévation, non seulement on est assuré de l'exactitude de cette apparence verticale renversée, mais aussi de l'apparence de la surface horizontale & oblique renversée de même, si l'objet en a de cette espece. Ceci se démontre par l'égalité des angles d'incidence & de réflexion.

XXX. A l'égard de la représentation des objets sur les plafonds horizontaux, la pratique est l'inversion de celle qui vient d'être expliquée pour les tableaux verticaux, car l'apparence de la distance postérieure y devient celle des élévations des objets, & l'apparence de leur surface horizontale, vue en dessous, s'y trouve par le moyen de la toise relative & de ses parties. Par-là, on doit appercevoir la facilité de représenter les objets dans des coupoles, puisque cela dépend de l'exactitude d'un tableau-modele fait en plafond horizontal. Abraham Bosse en explique la pratique dans son Traité des surfaces irrégulieres : il y enseigne le moyen de tracer des trapézoïdes sphériques sur la surface de la coupole dans chacun desquelles on représente ce qui est compris dans un trapeze mixtiligne & correspondant, tracé sur le tableau-modele. On peut le consulter sur ce sujet.

---

# TROISIEME PARTIE.

*Réflexions sur la Perspective Aérienne.*

XXXI. IL y a peu d'Auteurs qui ayent donné des regles pour pratiquer la Perspective

aérienne, qui eſt la 4.ᵉ partie de la Perſpective proprement dite, d'une maniere
utile aux Artiſtes. N'étant ni Géometre,
ni Peintre, ni Phyſicien, j'ai ſenti la témé-
rité de mon entrepriſe : cependant je n'ai
pu réſiſter à l'envie de rendre public un
Eſſai ſur cette partie qui, peut-être, ſera
utile à quelques-uns, ou du moins à quelques Eleves qui commencent leurs études,
& qui pourront en eſſayer l'uſage en atten-
dant qu'on ait trouvé une meilleure méthode.

XXXII. Léonard de Vincy, Peintre Ita-
lien, dans ſon Traité de Peinture, imprimé en 1651, chap. 164. enſeigne un moyen
très-ſimple pour trouver la dégradation des
couleurs de 100 en 100 braſſes, c'eſt-à-dire,
d'environ 80 en 80 toiſes, & après avoir
fait quelques obſervations ſur des arbres
éloignés les uns des autres de 20 braſſes,
trouve que le ſecond diminue des $\frac{4}{7}$ du premier. Je doute que les Artiſtes ayent pu faire
un grand uſage de ce qu'il dit ſur ce ſujet.

Abraham Boſſe, Graveur, dans ſon Traité de Perſpective veut perſuader page 227,
qu'il n'eſt pas poſſible de trouver une méthode auſſi avantageuſe & auſſi facile à comprendre que celle dont il enſeigne les principes, page 259, & la pratique, page 295 :
cependant cette méthode eſt appuyée bien
foiblement dans ſon Traité ſur les ſurfaces

irrégulieres, imprimé en 1653 ; car, page 69, il conclut ainsi : « Il y a, dit-il, une » difficulté à comparer les forces des cou- » leurs, c'est que nous ne sçavons pas le » moyen de les divifer par moitié, tiers ou » quart, &c. C'est pourquoi celui qui aura » l'adreffe d'approcher le plus près de ce » que nous avons dit & dirons pour les tou- » ches & les teintes, réuffira le mieux com- » me étant le plus près de la vérité ». Par- là on peut voir que ce qu'il a enfeigné fur ce fujet, eft peu utile aux Artiftes.

XXXIII. Quoique la diminution que fouffre la lumiere lorfqu'elle fe divife en plufieurs couleurs ne foit pas encore con- nue, je crois que l'on peut facilement affoi- blir & obfcurcir géométriquement toutes les matieres que l'on emploie fur le tableau pour imiter les effets de la nature à cet égard, du moins autant que les matieres le permettent : or cette dégradation confifte en deux parties.

La premiere, à affoiblir toutes les cou- leurs fimples pour imiter celles d'entr'elles qui font fuppofées vues à des diftances quel- conques au-delà du tableau dans une gran- de férénité, fans être obfcurcies par les ombres produites par quelques inégalités de la furface de l'objet coloré.

La feconde confifte à imiter les différens

degrés d'obfcurités dont la couleur fimple de chaque objet femble être fufceptible à caufe des inégalités de fa furface & de fes différens plans.

J'imagine qu'il fuffit pour la Peinture de pouvoir faire cet affoibliffement pour chaque toife d'augmentation d'éloignement au delà du tableau, depuis la premiere jufqu'à plus de 4000, c'eft-à-dire, pour imiter tous les objets compris dans une diftance de deux lieues moyennes ; cependant à la rigueur, elle fe peut faire pour chaque pied, mais cela eft plus exact que néceffaire.

XXXIV. L'affoibliffement apparent des couleurs fimples fur le terrein étant caufé par l'augmentation fucceffive du volume d'air, même dans fa parfaite férénité, il fuit que chacune d'elle femble difparoître à nos yeux, felon qu'elle en eft plus éloignée, & felon qu'elle eft plus ou moins légere & approchante du blanc.

Quoique le noir & le blanc ne foient pas mis au nombre des couleurs, on peut cependant les confidérer comme les deux extrêmes des couleurs fimples, car le blanc eft la couleur la plus légere, & cependant la derniere qui femble difparoître à nos yeux. Le noir au contraire, eft la plus terreftre, & celle qui eft la plus fenfible après le blanc.

XXXV. J'ai expérimenté que l'on peut facilement affoiblir deux grains pesant de noir broyé à l'huile, par l'augmentation successive d'un grain de blanc broyé de même jusqu'à l'extinction totale du premier; ce qui arrive environ à 4094 teintes, & est parfaitement d'accord avec l'échelle de dégradation dont j'ai donné la construction ( Art. VIII ); les autres couleurs simples en produisent moins à mesure qu'elles approchent du blanc.

Je me sers de deux petites palettes d'environ deux pouces de diametre & d'égale pesanteur pour peser le noir & le blanc, & je passe toujours le blanc sur celle du noir, afin de ne rien perdre de celui-ci.

XXXVI. J'ai expérimenté que deux grains de blanc peuvent être obscurcis par l'augmentation successive d'un grain de la 1022$^e$ teinte du noir; affoibli ensorte que ces deux extrêmes conservent toujours entr'eux une certaine proportion sensible jusqu'à la 1022$^e$ teinte & plus de l'une & de l'autre, après quoi elles se confondent insensiblement; les matieres & les effets ne permettant pas de les différencier toujours à l'œil. Delà suit qu'alors les couleurs simples & les ombres se confondent tellement sur le tableau que ce qui reste des 4094 teintes, ne peut servir qu'à représenter les objets par

la masse de leur couleur la plus dominante,
& affoiblie selon les différens éloignemens
où ils doivent paroître représentés, sans pouvoir faire connoître la forme de leurs surfaces par le moyen des ombres ; ce qui se
trouve assez d'accord avec le naturel, lorsque l'on observe des objets placés à 1000 ou
1200 toises de soi.

XXXVII. De ce qui vient d'être expliqué, je conclus que si on a besoin d'une
teinte d'ombre ou de couleur simple pour
imiter un objet vu à une distance quelconque au-delà du tableau, on peut facilement
se régler par la comparaison que l'on en peut
faire avec l'affoiblissement du noir par le
moyen du blanc pour cette même distance.

Dans ce cas, il faut peser deux grains
de noir & autant de grains blancs qu'il en
est marqué par le nombre de toises de la
distance postérieure. Par exemple, si un
objet doit paroître placé à 300 toises sur le
tableau, il faut peser 300 grains de blanc
ou 4 gros 12 grains, & deux grains de noir,
le tout mêlangé, celui-ci sera affoibli selon
cette distance. Notez qu'en même temps
cela évite de la peine & de la dépense qui
seroit considérable, si on vouloit faire cette
opération sur les autres couleurs simples
tel que le carmin & l'outre-mer, à quoi est
aussi très-propre l'échelle aérienne, comme

on le verra, Article XL, par sa construction & son usage.

Je ne prétends pas fixer le noir ni les autres couleurs simples à deux grains ; on peut
augmenter ou diminuer cette quantité d'une
autre quantité connue ; par ce moyen, on
donnera plus ou moins de force à tout le
tableau. Pour cela, on pourroit diviser le
grain en six parties égales que l'on appelle-
roit sixieme de grains. Alors si on augmen-
toit les deux grains de noir de deux sixiemes
de grains, on augmenteroit de la même
quantité les deux grains des autres couleurs
simples.

Le sixieme de grain auroit encore une
autre propriété ; car voulant avoir des teintes pour des toises & pieds, on ajouteroit à
la quantité de blanc autant de sixieme de
grains, qu'il y auroit de pieds de plus à la
distance postérieure.

XXXVIII. Ayant donc ainsi dégradé ou
affoibli ces deux extrêmes, il me semble
que l'affoiblissement des autres couleurs
simples se doit faire par le moyen du blanc
ainsi obscurci ; car avec le blanc pur, j'imagine que ces couleurs seroient seulement
rendues plus légeres, tel, par exemple,
que le carmin qui passeroit en couleur de
rose, &c.

XXXIX. Tout ce qui est totalement

privé de lumiere, ne paroissant pas différent du noir, on en peut conclure que les inégalités de la surface d'un objet, lui procurent des ombres d'autant plus approchantes du noir que ces inégalités sont plus saillantes ou plus profondes, ou que les surfaces qui reçoivent les ombres, forment avec les corps ombreux, des angles plus aigus, & que ces ombres sont plus près du point de contact.

Delà suit un second obscurcissement à la couleur simple de l'objet. Donc ayant trouvé l'affoiblissement de la couleur simple selon l'éloignement où il doit paroître représenté sur le tableau, ainsi que l'affoiblissement du noir pour le même point, on peut alors considérer la couleur simple de l'objet & le noir ainsi affoibli, comme les deux extrêmes de toutes les teintes qui doivent servir à l'imitation de ces inégalités par le moyen des différens degrés d'ombre, & par conséquent, faire reconnoître la forme de la surface de l'objet représenté sur le tableau, ainsi que l'imitation des parties éclairées doit en faire connoître la couleur simple, mais cependant affoiblie à cause de l'éloignement où l'objet doit y paroître.

Voilà, je crois, l'essentiel de la dégradation des couleurs, & peut-être un moyen utile à l'impression des estampes coloriées.

Je vais finir par la conſtruction & l'uſage de l'échelle aérienne dont j'ai parlé.

XL. Sur une toile à part ( *voyez la fig. 6.* ), je trace un parallélogramme dont je fais la hauteur égale à la Principale du tableau, & la largeur ſuffiſante pour la diviſer en ſept ou huit parties égales chacune à un ou deux pouces ; par ces points j'éleve des perpendiculaires, & alors j'ai ſept ou huit parallélogrammes que je diviſe en progreſſion décroiſſante, comme je l'ai expliqué, *figure 3* : chacun d'eux eſt deſtiné pour repréſenter l'affoibliſſement d'une couleur ſimple. Je place le noir dans le premier *A C*, & le blanc dans le dernier *D F*.

XLI. Je commence par le noir, & j'en forme la premiere ligne *A* du premier terme ; enſuite je peſe deux grains de noir pur & autant de grains de blanc pur qu'il en eſt marqué par le nombre qui exprime la diſtance antérieure en toiſes, pour former la teinte de la premiere ligne *B* du ſecond terme ; après quoi je prends de cette teinte *B*, & je l'obſcurcis de plus en plus par dégré avec du noir pur en fondant & deſcendant vers la ligne *A* ſans toucher à celle-ci.

Pour continuer, je peſe parties égales de la teinte *B* & de blanc pur pour former la teinte de la premiere ligne *C* du troiſieme terme ; enſuite je prends de cette teinte *C*, je l'obscurcis de plus en plus par degré avec la teinte *B* en fondant & descendant vers *B* sans y toucher. Je continue de même pour les autres termes, tant que leur grandeur me le permet, mais à leur défaut, & pour conserver la principale teinte de chaque terme, j'en forme des petites marques, & je mets un N° au-dessus ( *Voyez la figure* ). Notez que je fais davantage de la teinte du neuvieme terme, parce qu'elle doit servir pour l'obscurcissement du blanc.

XLII. A l'égard du parallélogramme destiné pour le blanc, je forme la premiere ligne *D* du premier terme avec du blanc pur ; ensuite je pese deux grains de blanc pur & autant de grains de la teinte du neuvieme terme de l'affoiblissement du noir, qu'il en est marqué par le nombre qui exprime la distance antérieure en toises, pour former la teinte de la premiere ligne *E* du second terme : alors je prends de cette teinte *E*, & l'éclaircissant de plus en plus par degrés avec du blanc pur, je fonds en descendant vers *D* sans toucher à celle-ci.

Ensuite je pese parties égales de la teinte du neuvieme terme du noir & de la teinte *E* pour former la teinte *F* du troisieme terme ; après quoi je prends de cette teinte, & l'éclaircissant de plus en plus par degrés avec la teinte *E*, je fonds en descendant vers celle-ci sans y toucher. Je continue de faire de même pour les autres termes.

XLIII. A l'égard des autres couleurs simples, je fais la premiere ligne *G G* du premier terme avec la couleur simple ; ensuite je pese deux grains de cette couleur, & autant de grains de la teinte de la premiere ligne *E* du blanc obscurci , qu'il en est marqué par le nombre qui exprime la distance antérieure en toises pour former la teinte de la premiere ligne *HH* du second terme de cette couleur : alors je prends de cette teinte *H*, & je la fortifie de plus en plus par degrés avec la couleur simple, en fondant & descendant vers *G G* sans y toucher.

Pour continuer , je pese parties égales de la teinte *HH* & de la teinte *F* du blanc obscurci pour former la teinte *II* de la premiere ligne du troisieme terme : après quoi je prends de la teinte *II*, & je la fortifie de plus en plus par degrés avec la teinte *HH* en fondant & descendant vers celle-ci sans y toucher. J'observe la même chose pour les autres termes.

On a dû remarquer qu'il faut très-peu de couleur pour chaque terme , même pour le neuvieme. Voici l'usage de cette échelle.

XLIV. Je suppose que l'échelle soit construite pour le deuxieme tableau : je l'approche de celui-ci, comme on le peut voir par la figure, en forte que les parallélogrammes foient paralleles à la principale $av$, & compris entre l'horizon & la bafe ; alors ayant trouvé par le calcul le point de projection ou d'affiette quelconque $M$ d'un objet, fi on imagine $ML$ parallele à la bafe du tableau & prolongée jufqu'au point $N$, il eft évident qu'elle fixera le degré d'affoibliffement & d'obfcurciffement de toutes les couleurs fimples des objets dont les plans ou projections feront fur la parallele $OMP$. On peut concevoir la même chofe à l'égard des objets $ZQR$, &c.

Je crois cette échelle très-propre pour accoutumer l'œil des jeunes Eleves à connoître à peu près au feul afpect les effets de la Perfpective aérienne.

XLV. Pour ce qui regarde l'union des couleurs & l'imitation de leurs réflections réciproques, c'eft à l'Artifte à les ménager felon le voifinage, l'efpece & la couleur fimple de l'objet, en obfervant les affoibliffemens comme il vient d'être expliqué ci-devant.

XLVI. Tout tableau ou deffein fait réguliérement felon les regles expliquées ci-devant, doit être femblable à un verre fur lequel on auroit tracé les objets vus au travers au-delà. Il eft toujours poffible de faire une expérience pour le prouver, ( aucun Auteur ne l'a propofé ) particuliérement lorſque les objets exiſtent ſur le terrein, mais pour la pouvoir faire en tout temps, il conviendroit que les Artiſtes marquaſſent au bas ou derriere le tableau, 1°. La hauteur de la Principale. 2°. La valeur de la toiſe primitive. 3°. La diſtance antérieure en toiſes ; ce qui prouveroit auſſi que le tableau ſeroit fait ſelon les regles.

XLVII. Pour faire cette expérience, il faut contre-tirer le tableau ou deſſein ſur du papier un peu fort, enſuite évider les figures ou autres objets quelconques ſur leſquels on veut faire l'expérience. Après cela, il faut ſe placer ſur le terrein au même point de diſtance qui a été choiſi : enſuite il faut éloigner ou faire éloigner de ſoi le deſſein évidé ſelon la diſtance antérieure en toiſes primitives. Alors ſi on le tient verticalement, en ſorte qu'il ſoit parallele à la baſe du plan qui pourroit être tracé ſur le terrein ſelon la toiſe ordinaire & le point de vue à la hauteur de l'œil, je dis que plaçant l'œil à la hauteur du point de vue, on verra tous les objets du terrein remplir chacun exactement la place évidée de celui qui le repréſentoit.

XLVIII. Si mon art ordinaire m'eût un peu moins occupé, il y a déja quelque temps que j'aurois pu mettre au jour un Traité de Perſpective avec différentes explications pour en faciliter l'intelligence & l'uſage, mais ne pouvant prendre que ſur les heures destinées au repos, je me suis déterminé à donner cet abrégé qui renferme cependant le principal, & à y joindre un tableau avec le plan du sujet pour en faire voir l'application.

Ce Plan est formé selon une échelle d'une ligne pour deux toises : celui qui m'a servi pour les opérations, avoit son échelle de deux pouces pour toises ; notez que celle-ci ne me sert que pour les Plans particuliers des édifices, à cause des détails, & qu'une échelle d'une ligne pour toise, est plus que suffisante pour le Plan général.

Le premier tableau a deux pouces six lignes de largeur sur trois pouces de hauteur : sa base représente cinq toises ordinaires, & sa hauteur six toises. Le vrai point de distance pour le voir est à deux pouces. Comme je n'avois point encore imaginé la regle pour fixer la distance antérieure, je ne l'ai point appliquée à ce tableau lorsque je l'ai fait, cependant il n'y a rien de désagréable, car il n'est pas vu sous un angle droit.

J'ai suivi les principes de Vignolles pour l'architecture. Le module de l'ordre avec piedestal, est d'un pied ; celui du temple, du péristile, & de l'édifice sur sa colline, est de deux pieds ; la colline a 16 toises de hauteur sous œuvre. Dans la fondriere, les ruines les plus baſſes ſont ſuppoſées à 7 toiſes de profondeur perpendiculairement ſous le point *n*. J'ai choiſi un ſujet qui en m'autoriſant à démolir avec quelque raiſon la galerie du devant m'a procuré le moyen de repréſenter plus de terrein & d'édifices vers le fond.

XLIX. Quelqu'un pourra objecter que la peinture n'a pas beſoin de tant d'exactitude, & que la perſpective pratiquée ſi réguliérement peut affoiblir le feu de la compoſition, employer beaucoup de temps, & par conſéquent diminuer le nombre des productions : d'ailleurs que cela oblige les Artiſtes de faire, ou au moins de connoître les Plans, de ſçavoir les quatre premieres regles de l'arithmétique, & de connoître la toiſe & ſes parties, le module & les ſiennes, ainſi que l'once, le gros & le grain. A cela je réponds, qu'il n'y en a point qui ignorent toutes ces choſes, ſi ce n'eſt parmi les enfans qui commencent à deſſiner, & qui les apprennent facilement. Au reſte, dans toutes les Sciences & les Arts, on proportionne ordinairement l'eſtime que l'on fait des ouvrages de ceux qui les profeſſent ſelon leur degré de perfection. Les méthodes ſont pour les Arts, & la liberté de les ſuivre pour les Artiſtes.

*F I N.*

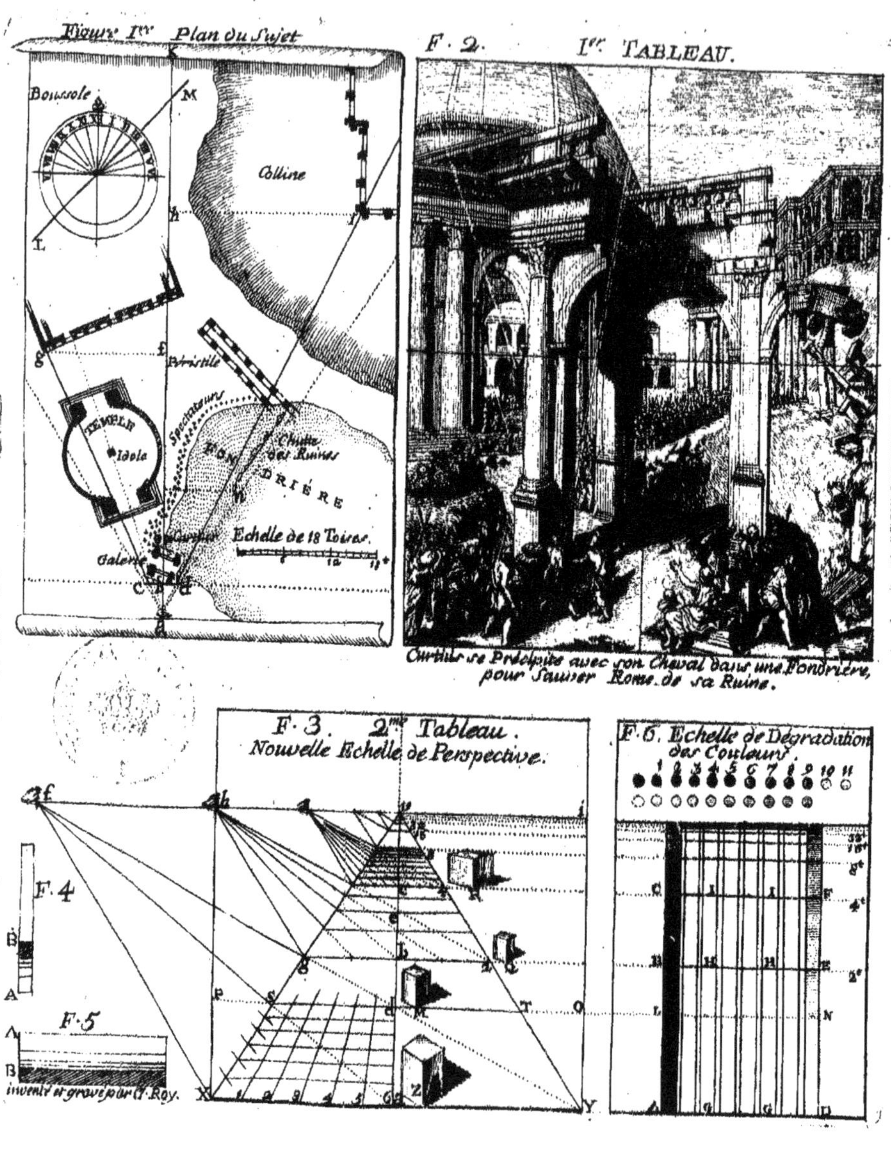


Figure Ire. Plan du Sujet
Boussole
Colline
Temple
Idole
Peristile
Spectateurs
Chute des Ruines
FONDRIÉRE
Galerie
Echelle de 18 Toises.
F. 2.    Ier. TABLEAU.
Curtius se Précipite avec son Cheval dans une Fondriére,
pour Sauver Rome de sa Ruine.
F. 3.    2me Tableau.
Nouvelle Echelle de Perspective.
F. 4
F. 5
invente et gravé par I. Roy.
F. 6. Echelle de Dégradation
des Couleurs.